AF348223

ÉTUDE MÉDICO-LÉGALE

SUR

LES CONDITIONS DE L'ÉTAT MENTAL

NÉCESSAIRE POUR TESTER

PAR

Ernest BROQUET,

Docteur en médecine de la Faculté de Paris.
Aide-Major auxilliaire (1870-1871),
Ex-interne à l'hôpital général de Dijon (concours de 1871),
Interne à la maison national de Charenton.

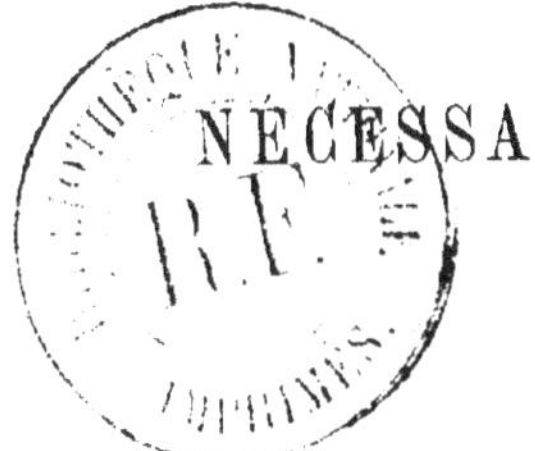

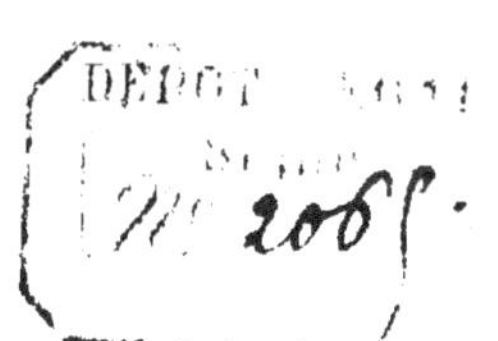

PARIS

A. PARENT, IMPRIMEUR DE LA FACULTÉ DE MEDECINE

29-31, RUE MONSIEUR-LE-PRINCE, 29-31.

—

1879

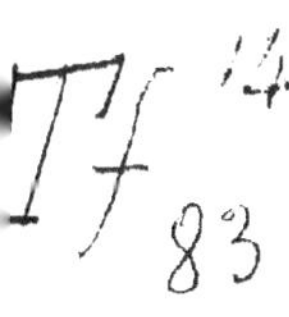

A MON BON PÈRE

A MON EXCELLENTE MÈRE

A MON FRÈRE

A MES MAITRES

A MES AMIS

A M. LE DOCTEUR LEGRAND DU SAULLE

Médecin de Bicètre.

A mon meilleur ami :

LE DOCTEUR PAUFFARD

Ancien interne des hôpitaux.

A M. LE DOCTEUR DECORSE

Chirurgien de la maison de santé de Charenton.

A MON PRÉSIDENT DE THÈSE

M. LE DOCTEUR BALL

Professeur de pathologie mentale.

ETUDE MEDICO-LÉGALE

SUR LES

CONDITIONS DE L'ÉTAT MENTAL

NÉCESSAIRE POUR TESTER

INTRODUCTION.

La question que nous nous proposons d'examiner dans ce travail est une des plus intéressantes et en même temps des moins étudiées de la jurisprudence médicale. Les hésitations fréquentes en effet, les jugements contradictoires même des tribunaux qui ont à statuer sur la validité des testaments attaqués pour cause d'aliénation mentale, montrent bien, outre la nécessité d'avoir recours aux lumières des hommes spéciaux et compétents, les difficultés nombreuses des cas particuliers, et aussi tout l'intérêt qui s'attache dans notre société à obtenir des jugements scientifiquement motivés et équitables.

Rechercher par conséquent quelles sont les qualités intellectuelles requises pour tester d'une manière valable, comment le médecin doit procéder à des investigations rétrospectives d'un état mental douteux ou nettement troublé, quels renseignements il peut et doit, dans l'état actuel de la science, fournir au magistrat, telle est l'idée que nous a suggérée notre excellent et cher maître, M. le Dr Legrand du Saulle, et que nous désirons développer ici.

Au point de vue psychologique, le testament doit être avant tout le témoignage palpable d'une volonté éclairée, libre et sincère. Au point de vue psychologique encore, la confection d'un testament nécessite une opération intellectuelle plus ou moins compliquée et précédée de l'appréciation saine de certains motifs déterminants ; il consiste dans l'énumération claire, précise de désirs ou de prescriptions que la loi civile admet et respecte et dont elle confie l'exécution à l'homme choisi à cet effet. La liberté que confère notre législation à tout individu, celle de consigner (le plus souvent par écrit) ses dernières volontés, en lui garantissant qu'elles seront scrupuleusement exécutées après sa mort, cette liberté implique nécessairement avec elle un certain nombre de conditions formelles, au mépris desquelles les dispositions testamentaires perdent leur caractère obligatoire en cas de réclamations. Ces conditions concernent à la fois *le testament et le testateur.*

1° Les conditions d'un testament valable ne sont autre chose que les formalités précises et minutieuses, énoncées dans la loi, et qui assurent à la justice d'un pays l'authenticité, l'intégrité et la non-falsification du document. Ces dispositions légales, que nous ferons connaître en substance tout à l'heure, ont été scrupuleusement fixées par les législateurs de tous les pays : mais, étant plus spécialement du domaine du droit, nous n'aurons ni à les comparer, ni à les discuter ; c'est au magistrat et au magistrat seul qu'il appartient de décider si oui ou non un testament est en règle, et s'il présente tous les caractères d'un document émané tel quel à un certain moment de la vie et de la main du défunt.

2° Mais l'autre côté de la question, c'est-à-dire les conditions de l'état mental du testateur, au momen même où il a pris ses dispositions dernières, c'est au médecin seul qu'il appartient de prononcer. A lui, dans des cas difficiles souvent, de recomposer, après coup, le passé intellectuel du testateur ; à lui, avec des données incomplètes, non exemptes de passion quelquefois, de tirer des conclusions scientifiques impartiales. La tâche est, comme on le voit, des plus malaisées : elle l'est d'autant plus que l'auteur du testament n'est plus là comme sujet d'études et comme pièce à conviction, et que tout examen médical dans ces cas est forcément rétrospectif. Si donc déjà, dans les examens médico-légaux ordinaires, où l'on peut étudier à loisir les troubles cérébraux, à la fois à un moment donné et dans leur évolution, il se présente des cas qui fournissent matière à discussion, combien la vérité sera plus difficile à obtenir dans les circonstances qui nous occupent

Ce n'est pas tout. Dans la pratique, le médecin légiste a rarement à se prononcer sur des états mentaux nettement accusés, dans lesquels, par exemple, le défaut d'équilibre intellectuel était complet, permanent, ou bien dans lesquels le fonctionnement cérébral a toujours été irréprochable physiologiquement. En ces cas ou bien le testament est annulé d'emblée s'il est contesté, ou bien il n'y a pas de contestation. Le problème est encore assez aisé à résoudre, lorsqu'il s'agit pour l'aliéniste de juger si une folie quelconque, passagère ou intermittente, a été capable d'aliéner le libre arbitre et d'obscurcir les idées du testateur, au moment où celui-ci a rédigé son testament.

Mais, là où la chose devient délicate, c'est lorsqu'on n'invoque pour toute accusation dirigée contre le défunt qu'un de ces états mixtes, comme les appelle avec raison M. Legrand du Saulle qui, suivant l'éminent médecin-légiste, « ne sont ni la santé ni tout à fait la maladie, » et qui consistent chez, les vieillards par exemple, « dans un abaissement du niveau intellectuel. » (Legrand du Saulle, Des testaments contestés pour cause de folie. Notes communiquées.) « Ces vieillards ne jouissent plus de la parfaite intégrité de leur entendement et ils ne sont pas frappés cependant de démence sénile. » (Loc. cit., p. 81.)

Cet état mixte chez les vieillards, ainsi que d'autres presque identiques que l'on peut rencontrer à d'autres âges, sont souvent allégués dans les contestations intéressées de certains testaments ; nous aurons à les examiner plus tard.

Après ce long, mais indispensable préambule, et avant d'entrer dans notre sujet, qu'il nous soit permis de remercier notre excellent maître, M. le Dr Legrand du Saulle, pour la bienveillance qu'il nous a toujours témoignée et pour les notes inédites, si précieuses qu'il a bien voulu nous communiquer ; qu'il reçoive ici le témoignage de notre vive gratitude.

Nous adressons également nos remerciements à notre excellent ami, le Dr Pauffard, ancien interne des hôpitaux, pour les conseils qu'il nous a donnés dans le cours de nos études et dans la rédaction de notre travail

CHAPITRE PREMIER.

DES DISPOSITIONS LÉGALES EN MATIÈRE DE TESTAMENT.
DES DIFFÉRENCES INTELLECTUELLES PHYSIOLOGIQUES.

La loi entend par testament « un acte par lequel le testateur dispose, pour le temps où il ne sera plus, de tout ou partie de ses biens et qu'il peut révoquer. » (Code civil, art. 895.) « Pour faire une donation entre-vifs ou un testament il faut être sain d'esprit. » (Code civil, art. 901.)

Il est tout d'abord un point de droit naturel qu'il est utile de rappeler ici, c'est celui qui attribue tout naturellement à l'enfant la succession de son père ou de sa mère. Lors donc qu'aucun testament n'est fait, enlevant à l'héritier direct une partie des biens de ses parents, ces biens passent de droit et intégralement à cet héritier. C'est tellement un droit, un droit partiel c'est vrai, que le père ne peut disposer légalement, par testament, de plus des deux tiers de ses biens en faveur d'une tierce personne, au préjudice d'un fils qui a mérité à ses yeux une déshérédation partielle : ce droit du fils limite d'autant la liberté de tester des parents.

Lorsqu'il y a un testament par lequel l'héritier direct ou le plus proche parent est privé des biens de son ascendant, et qu'on a prouvé soit l'illégalité du testament soit « l'insanité d'esprit » du testateur, le magistrat qui prononce la nullité de l'acte restitue à qui de droit et selon les filiations naturelles la succession contestée. C'est là, pour le magistrat, une ligne de conduite constante dans notre société, parce qu'elle est conforme aux règles de la justice.

Si l'on suppose au contraire un testament favorisant encore une tierce personne au détriment des héritiers naturels, mais cette fois irréprochable, le nouveau droit conféré à cette tierce personne par le testateur, ne peut être irréfragable en justice que si l'on est assuré de la sanité d'esprit du testateur, preuve qui, en cas de réclamations, est à fournir par le bénéficiaire favorisé.

Ce bénéficiaire est ou un parent plus ou moins éloigné, ou un ami, etc., mais ce peut être un étranger. On conçoit donc que les investigations doivent être d'autant plus complètes que le légataire avait moins de titres aux libéralités du défunt; et que, bien que la loi permette au testateur le silence le plus absolu sur les raisons de ses dernières volontés, il faille entrevoir, au moins en dernier lieu, les motifs qui l'ont fait agir, s'il était « sain d'esprit ».

Ces motifs dont nous venons de parler, plus ou moins graves, la justice en général n'a ni à les rechercher, ni à les apprécier pour eux-mêmes; elle ne pourrait d'ailleurs que les soupçonner la plupart du temps et elle ne le fait que dans le cours de l'enquête médico-légale, s'il y a lieu. Mais son premier devoir est de se convaincre que le testament est sincère et émane bien, comme nous l'avons dit plus haut, de la volonté libre, éclairée du défunt. Quelles que bizarres que soient certaines clauses renfermées dans l'acte, le jury doit s'en tenir à ces trois conditions indispensables ; nous avons besoin d'entrer ici dans quelques détails.

1° *Le testament est sincère.* — Cela veut dire qu'il est absolument adéquat aux intentions de son auteur, et qu'il n'a pas été adultéré depuis sa rédaction. Testament olographe, par acte public, mystique, privilégié : telles sont les quatre formes légales, sous l'une desquelles tout homme peut, avec certaines formalités et dans certaines conditions, s'assurer la mise à exécution de ses dernières volontés ; mais la recherche des fraudes possibles depuis le jour où le testament est signé jusqu'à celui où il est ouvert par l'officier public, ressortit exclusivement aux magistrats, et encore une fois le médecin-légiste n'a rien à voir dans cette procédure. Tout au plus pourrait-il être appelé à donner son opinion sur l'état mental du testateur, si celui-ci, ayant changé à plusieurs reprises un premier testament (ce qui est dans son droit) mais dans des sens opposés, dans des termes incompréhensibles ou bizarres, etc., semblait avoir fait tout cela sous l'empire de perturbations intellectuelles survenues depuis ses premières déclarations.

2° *La volonté du défunt a été libre.* — A la rigueur, cette liberté d'esprit n'est jamais absolue. Un homme, en effet, quel qu'il soit, vit toujours dans un certain milieu qui l'influence plus ou moins ; il se conduit suivant ses sentiments ou ses convictions, et dans chacune de ses déterminations se réflètent soit ses tendances ordinaires, soit l'impression du moment. Il serait à souhaiter que, dans son testament (testatio mentis), il n'usât de ses droits que pour l'accomplissement de son devoir ; mais, enfin, nous l'avons déjà dit, les volontés même injustes du défunt sont respectées.

La quantité de liberté dont a joui le testateur pour distribuer ses biens est en rapport direct avec sa valeur intellectuelle, mais d'autant moindre que les influences extérieures ont été plus puissantes. Nous nous expliquons. L'état mental physiologique de tout individu peut être considéré intrinsèquement comme une puissance plus ou moins élevée, puissance intellectuelle capable et libre de tester à son gré ; mais lorsque (ce qui arrive souvent) le libre arbitre vient à être influencé de mille manières, insidieusement, patiemment, soit par flatteries, soit par menaces, etc., l'état mental dans cette lutte sourde et quelquefois inconsciente avec les parties intéressées, devient une résistance supérieure ou inférieure, suivant les cas, aux ennemis qui l'assiégent, nous voulons dire à ces influences habiles et captatrices qui deviennent alors la puissance. Au magistrat d'apprécier dans l'enquête, l'intensité, la durée, la nature des influences extérieures : au médecin légiste d'apprécier la valeur habituelle des facultés mentales du testateur et ensuite de marquer les perturbations plus ou moins profondes que peuvent y avoir jetées les suggestions venues du dehors. On voit donc que la quantité de volonté libre exprimée dans un testament, loin de pouvoir être évaluée par de communes mesures, comme peut l'être la quantité de force musculaire par le dynamomètre, est une résultante complexe qui ne peut s'apprécier que par la notion d'une foule de faits, les uns servant à reconstituer un état mental disparu, les autres donnant la notion des conditions de milieu où a vécu le testateur, des influences immédiates ou tardives, prépondérantes ou légères qui ont pu changer chez lui en abus l'usage de la faculté de tester.

Quelle est maintenant la liberté chez un aliéné ? Qu'est-elle dans les intelligences insuffisantes ou affaiblies ? Il est à peine besoin de répondre. Même en supposant que la liberté ne soit pas entravée par les manœuvres d'autrui, elle n'existe pas, du moins la liberté raisonnée. Une action n'est librement voulue que par des motifs bien et dûment pesés : la nullité des conceptions et du jugement entraînent la nullité du libre arbitre. Or, comme la loi reconnaît les droits d'héritage naturels indiqués plus haut, et qu'elle les sauvegarde, elle ne permet pas, qu'usant d'une liberté fantaisiste et déraisonnable, l'aliéné dérange au gré de ses illusions ou de ses manies la transmission naturelle et logique de ses biens. Si la loi ne va pas jusqu'à s'occuper des rapports du libre arbitre avec l'intelligence, et si elle se contente de dire : « pour tester il faut être sain d'esprit », elle n'en reconnaît pas moins implicitement l'absence de la liberté là où il y a absence d'intelligence, c'est pour cela même qu'elle veut que le testateur soit « sain d'esprit ».

3° *La volonté du testateur était éclairée.* — Cela revient à dire, comme le code, le testateur était « sain d'esprit ». Rien de plus précis que cet article pour la généralité des cas, rien de plus vague pour les cas intermédiaires qui servent, dans l'échelle des intelligences humaines, de transition entre les intelligences normales et les intelligences pathologiques. Et, au surplus, il ne suffirait pas, pour ces cas, d'assigner au testateur le rang intellectuel qui lui convient; il ne suffirait pas non plus de constater que rien dans ces clauses testamentaires ne dénote un esprit injuste, illogique ou inconscient de ses actes; mais il faut prouver à un jury chargé de valider un testament, injuste ou non, que le testateur l'a commis en toute connaissance de cause et a été à ce moment à la hauteur des idées exprimées par lui. Passons donc en revue les cas qui peuvent se présenter.

Pour cela, nous devons tout d'abord établir ici les différences intellectuelles qu'on peut observer : les intelligences sont ou normales ou pathologiques.

La ligne de démarcation précise entre ces deux grandes catégories qui serait pourtant si utile, est encore à trouver. On sait, en effet, que si les types nettement tranchés offrent des caractères faciles à constater, il n'en est pas de même pour les types mixtes à intelligence obtuse ou partiellement altérée, ou momentanément troublée, etc.

Nous examinerons plus tard ces points avec les détails ; néanmoins, voyons pour le moment ce qu'on entend par être « sain d'esprit ».

Les lois du développement intellectuel sont absolument les mêmes que celles du développement de l'organisme. A un cerveau absolument sain correspond un entendement sain, les fonctions d'un organe étant adéquates à l'état de perfection anatomique de cet organe. Or, physiologiquement, le cerveau le mieux constitué, n'est dans toute la plénitude de ses facultés que le jour où il est à l'état de développement complet : de son évolution anatomique résulte rigoureusement une évolution physiologique correspondante. C'est donc à l'état adulte que les fonctions d'idéation s'exécutent le mieux ; ce qu'elles sont à cette époque, ce qu'elles durent, ce qu'elles deviennent, tout cela est variable suivant les individus, même restant dans la normale.

A cette phase de la vie, en effet, le niveau intellectuel reste stationnaire ou grandit encore et cela pendant un temps indéterminé, variable suivant les individus : l'*âge de retour* intellectuel chez quelques-uns n'existe pour ainsi dire pas. Mais pendant l'enfance, et chez tous également, en suivant des lois à peu près fixes, l'intelligence monte par degré depuis l'état embryonnaire jusqu'à un état plus ou moins parfait ; pendant une longue période donc, elle n'est pas autorisée légalement à prendre des décisions graves : il est défendu à l'enfant de tester. « Le mineur âgé de moins de seize ans ne pourra aucunement tester ». (Code civil, art. 903.) « Le mineur parvenu à l'âge de seize ans ne pourra disposer que par testament, et jusqu'à concurrence seulement de la moitié des biens dont la loi permet au majeur de disposer. » (Code civ., art. 904.) Est-ce à dire que le mineur ainsi empêché n'est pas « sain d'esprit ? » Il peut, au contraire être fort intelligent, ce qui n'empêche pas, comme on voit, de le considérer comme incapable, étant immaturé.

Chez les vieillards, les facultés intellectuelles, de même que les organes physiques, sont ou intactes ou

plus ou moins altérés. Physiologiquement il est fort
difficile de décrire l'état mental de l'âge très-avancé.
Le plus souvent, il existe des défaillances dans l'activité
cérébrale, défaillances de jugement, de mémoire, etc.,
mais qui ne portent pas une grave atteinte au libre arbitre. Par contre, quelques-uns, mieux doués, conser-
vent longtemps des facultés irréprochables, mûries et
perfectionnées par l'âge. Il arrive pourtant un instant
où, lentement oubrusquement, des perturbations séni-
les apparaissent avec des formes variées, insidieuses
quelquefois, et pouvant aller jusqu'à la démence sénile.
Ces transformations multiples et bizarres de l'entendement méritent, on le comprend, un examen approfondi
pour chaque cas particulier, lorsqu'on invoque l'une ou
l'autre d'entre elles pour soutenir une réclamation testamentaire. Quant à la démence sénile, véritable folie,
nous aurons à en parler plus loin.

On vient de voir qu'il y a chez le même individu,
étudié depuis sa naissance jusqu'à sa mort, une sorte
de courbe intellectuelle (qu'on nous passe la comparai-
son) dont le fastigium plus ou moins élevé correspond
aux périodes moyennes de la vie. Mais ce fastigium,
bien que précédé et suivi toujours des deux périodes
d'augment et de déclin intellectuel qui avec lui constituent la courbe, ce fastigium, disons-nous, atteint-il
toujours, non pas chez un individu isolé, mais dans
certaines classes de la société, le niveau nécessaire pour
tester ?

Il est certain qu'entre l'esprit le plus distingué, le
plus cultivé et le plus borné du paysan, il y a une
énorme distance que nous ne nous chargeons pas

d'évaluer. Ce dernier toutefois est réputé par la loi capable de tester s'il est « sain d'esprit ». La considération de la capacité est donc individuelle ; aussi bien la loi est donc d'une grande latitude en faveur du testateur, et elle l'est à juste titre.

L'exposé qui précède, nous démontre, en somme, que la loi (les questions de formalité testamentaires écartées) respecte avant tout, dans de grandes limites, pour chacun, la liberté de consigner dans un acte civil ses dernières volontés, que les différences individuelles sous le rappport de l'intelligence, quelque grandes qu'elles soient, n'entravent pas le droit de tester, et que ce droit, une fois acquis à l'âge voulu, ne tombe que si l'individu n'est plus « sain d'esprit » au moment où il exprime ses dernières volontés, faut-il ajouter.

Ce qui constitue un état mental incompatible avec la faculté de tester et ce que dans ces cas l'enquête médico-légale doit être, c'est ce qu'il est maintenant nécessaire de dire.

CHAPITRE II

Précisons bien, avant de nous engager dans la discussion, et au risque de nous répéter, les termes de la
question.

Le testateur avait-il oui ou non la raison saine au
moment du testament ? Tel est le problème posé à
l'homme de l'art, problème entouré, nous le savons
déjà, de difficultés d'une nature particulière, et quelquefois impossible à résoudre, faute de données cer-·
taines. Dans la multitude innombrable de faits particuliers et à physionomie variable, qui peuvent lui être
soumis, il n'a pourtant jamais qu'une des deux dé-
monstrations suivantes à faire : prouver que le défunt
était « sain d'esprit » ou qu'il était atteint de folie indépendamment d'ailleurs des conditions mentales qui
avaient précédé ou suivi l'acte contesté. Mais si aux
yeux de la loi ces conditions mentales extra-testamen-
taires valent peu, elles fournissent au médecin de pré-
cieux indices qui lui permettent de formuler sa déclaration.

Comme toute l'étude médicale de l'état intellectuel

du testateur pivote autour de ce moment précis de son existence, celui où il a composé son testament, et même que ce document à lui seul a été invoqué nombre de fois comme preuve unique d'une perturbation de l'état mental nous passerons en revue les affections mentales exclusivement à ce point de vue.

Tout d'abord, se présentent à nous deux cas : 1° le testateur habituellement sain d'esprit a signifié ses dernières volontés dans un moment d'aberration mentale passagère (ivresse, délire, fureur, colère), et alors de deux choses l'une, ou bien les traces de son délire se manifestent dans son testament (clauses injustes, bizarres, etc.,) ou bien, le testament ne prouvant rien par lui-même, des témoins affirment des signes de vésanie ayant enlevé toute liberté de jugement. Dans ce cas, avant de se prononcer, le médecin aliéniste interrogé doit se démontrer à lui-même la réalité du délire et ne tirer cette conclusion que devant l'évidence. 2° Le testateur, atteint depuis plus ou moins longtemps de folie partielle ou totale, a pu disposer dans un moment lucide. Dans ce cas, l'état mental morbide habituel n'est pas contesté ; il y a eu folie évidente même pendant une grande partie de la vie ; toute la question est donc de savoir si l'auteur de l'acte a pu être ou a été effectivement sain d'esprit en testant : le médecin légiste ne peut donc aussi admettre l'intégrité des facultés que sous preuves scientifiques suffisantes.

Dans ces deux cas, le médecin aliéniste a deux problèmes tout différents à résoudre : dans le premier cas, c'est l'état passager de folie ; dans le deuxième, c'est l'état de lucidité qui est exceptionnel et par conséquent à démontrer. Or cette démonstration, pour être complète, et la conclusion qui en résulte, pour être impartiale, devraient se baser d'une part sur un ensemble de faits bien observés, précis, recueillis par des personnes compétentes, et d'autre part sur des lois de physiologie et de pathologie mentales précises et complètes elles-mêmes.

Malheureusement, dans la pratique, ces conditions ne se rencontrent pas toujours, c'est même la plupart du temps (coïncidence aisée à comprendre) lorsque le médecin ou le magistrat serontle plus mal informés que se produisent les cas de réclamations testamentaires : aussi devrons-nous insister plus spécialement sur ces questions médicales obscures, négligeant autant que possible le côté légal. Voyons donc d'une manière générale quelle est la nature des preuves qu'on fournit d'ordinaire dans les débats médico-legaux que nous étudions.

EXAMEN DES PREUVES.

En principe, dit M. Legrand du Saulle (loc. cit., p. 67), « la preuve du délire incombe au demandeur en nullité ; il doit prouver l'aliénation au moment même de l'acte, si le disposant est sain d'esprit habituellement ; tandis que, au contraire, il suffit au demandeur de prouver la folie avant et après l'acte, si le testateur était dans un état habituel de folie, sauf au demandeur à établir que cet acte aurait été fait précisément dans un instant lucide. » Dans ces deux cas les faits articulés pour prouver l'absence ou l'existence momentanée du délire doivent être nets et précis (Legrand du Saulle) : la nature, la durée, l'intensité, la date des manifestations cérébrales, tout doit être attesté, corroboré par plusieurs s'il se peut, puis soumis à l'appréciation médicale. Il en est de même s'il s'agit de démontrer que le testament a été fait dans une période de calme réel, de bon aloi (Calmeil), contrastant de tous points avec l'état mental morbide habituel. Ainsi donc, ce sont des actes, écrits ou paroles, recueillis pendant la vie du testateur, empruntés soit à la période saine, soit à la période morbide, qui constituent les arguments les plus ordinaires, et, disons-le, dès maintenant, les meilleurs, allégués par les réclamants.

Mais en dehors de ce genre de preuves il en existe d'autres : ce sont 1° le testament lui-même, qui peut être bizarre, etc ; 2° des altérations cérébrales, constatées à l'autopsie du défunt, certifiées par le médecin expert et présentant toutes les garanties d'authenticité désirables.

1° EXAMEN DU TESTAMENT. — Le testament est normal ou anormal. Il est évident que nous n'avons à nous occuper que du testament normal venant d'un fou, et du testament anormal émanant d'un homme ordinairement sain d'esprit.

A. *Testament normal.* — Le plus souvent il est insignifiant par lui-même, comparable à la masse des documents de ce genre. Que prouve-t-il alors ? Doit-on croire, après l'avoir lu, à un état mental lucide ? Ici les avis se partagent.

Tandis que Voët, Séguier et même la cour de Paris dans un de ses arrèts (d'après Brierre de Boismont. De l'interdiction des aliénés, in Ann. méd.-psychologiques, 1852), « prétendent que la seule sagesse de l'acte emporte le droit de présomption qu'il a été fait dans un intervalle lucide », surtout si c'est un testament olographe, Brierre de Boismont, Legrand du Saulle, pensent que, « en général, la sagesse qui a présidé à la rédaction d'un acte testamentaire ne donne la mesure de l'intégrité des facultés de l'esprit qu'autant qu'il a notoirement existé, pendant la maladie, des intervalles lucides irréfutables et pouvant se prouver facilement. » (Legrand du Saulle, loc. cit., p. 74.) Pour M. Legrand du Saulle notamment « l'acte demeure discutable, et ne détruit rien de déraisonnable, mais encore les détails compliqués, les calculs, etc., qu'il renferme, révèlent un discernement inattendu, que l'on serait parfois tenté d'attribuer à des influences étrangères. Si celles-ci sont écartées, la pièce acquiert une valeur proportionnelle à ses qualités et suffit pour établir que le testateur « était sain d'esprit » à ce moment.

B. Testament anormal. — Les anomalies susceptibles d'être rencontrées dans un testament quelconque, aussi nombreuses que le sont les conceptions déréglées et déraisonnables, peuvent, à notre avis, être rangées sous cinq chefs principaux. Le testament peut contenir des prescriptions bizarres, injustes, immorales, incompréhensibles, inéxécutables, se combinant souvent les unes aux autres de diverses manières et propres à démontrer, quoique inégalement, une atteinte à l'équilibre des facultés.

Sans doute, prise isolément, aucune de ces prescriptions anormales n'implique à elle seule l'absence de discernement et de volonté libre dans l'acte commis, et il est certain que quelques individus, en' toute connaissance de cause, et avec intention, sont capables d'insérer dans leur testament des bizarreries plus ou moins plaisantes. (Affaire Boby) — Cour de Paris, 1852. — Bizarreries testamentaires d'un vieillard. — Testament validé.)

Mais en présence d'articles immoraux, incompréhensibles, inexécutables, le soupçon naît de lui-même, non pourtant jusqu'à l'affirmation du délire passager. Reste le cas d'injustice notoire, flagrante, inexpliquée, commise envers des héritiers naturels, se voyant avec stupéfaction frustrés dans leurs intérêts par l'effet d'une volonté ou dominée ou inconsciente. Quelque grande que soit l'injustice aux yeux de tous, elle ne peut être invoquée seule comme cause d'invalidation, le droit de tester étant libre, et toute preuve de folie manquant. Mais s'il s'y joint l'une quelconque des étrangetés mentionnées plus haut, les doutes s'éveillent légitimement, qui se transformeront d'autant mieux en certitude que l'on aura pu alléguer d'autres faits ou bien d'autres paroles du défunt prouvant l'insanité d'esprit.

Toutefois, avec la seule pièce en mains, l'état de folie ne peut être affirmé, ni le testament invalidé. « Quand le disposant, disent Briand et Chaudé (Manuel complet de médecine légale, 1874), a ajouté à la disposition testamentaire des conditions impossibles, contraires aux lois et aux mœurs, l'acte n'est pas annulé, il subsiste, la condition seule est réputée non écrite. »

Le testament à lui seul, à moins d'être absolument insensé, aboutit donc à une fin de non-recevoir et ne peut en tout cas que contribuer, avec les autres preuves, à démontrer l'état sain ou morbide du testateur.

2° EXAMEN NÉCROSCOPIQUE. — Il porte sur l'examen anatomique de l'encéphale et de ses enveloppes, des parois crâniennes, etc..., des centres nerveux en un mot, et doit être fait avec tous les soins désirables qu'il y ait eu ou non des troubles de l'état mental pendant la vie. En présence des travaux de toute sorte, accomplis récemment sur les fonctions cérébrales, (localisations, etc.), on serait tenté de demander aux découvertes modernes la clef des relations qui existent entre les symptômes morbides cérébraux et les lésions pathologiques. Malheureusement les résultats actuels sont trop incomplets encore pour être érigés en dogme scientifique.

Il ne s'agit pas de savoir, en effet, si dans ces études récentes on est arrivé quelquefois à affecter tel ou tel département de l'encéphale à une fonction déterminée, mais si on a scientifiquement le droit d'inférer, d'une lésion bien décrite et bien évidente, la suppression de la fonction correspondante. La théorie des localisations cérébrales, d'ailleurs contestée et en voie de formation, cède le pas aux constatations d'ordre médico-psychologique, constatations recueillies au moment même où le testament a été fait. Les détails de l'autopsie perdent donc toute valeur sous le rapport de la localisation : en présentent-ils à d'autres points de vue? Ou en d'autres termes, en présence d'une lésion étendue de la substance cérébrale, corticale même, peut-on affirmer un trouble intérieur plus ou moins grave, non plus déterminé cette fois, mais variable et certain? Pas davantage. Quel que soit en effet le nombre de cas avec autopsie où l'on ait catégoriquement mentionné des troubles cérébraux dissemblables avec des altérations anatomo-pathologiques identiques (Brown-Séquard, Cours du Collége de France, 1878) ou réciproquement, il suffit, pour l'objet qui nous occupe, que l'on ait rencontré un seul cas de lésions encéphaliques (foyers d'hémorrhagie, tumeurs cérébrales, etc.), sans perturbation mentale notable, c'est-à-dire une seule exception à la règle, pour ôter toute valeur intrinsèque et absolue aux lésions cérébrales même étendues. Or, ces exceptions sont signalées en pathologie, et l'un des faits les plus remarquables de ce genre est assurément celui que mentionnait récemment le professeur Brown-Séquard (Cours du Collége de France, 1879), fait dans lequel un individu bien portant à tous égards, jusqu'à la veille de sa mort, fut pris brusquement de symptômes cérébraux graves et mourut en vingt-quatre heures. L'autopsie révéla une destruction presque complète de tout un hémisphère, limitée par une mince couche corticale. « La lésion, ajoutait le professeur, était évidemment antérieure à la survenue des accidents. »

Dans l'état actuel de la science, aucune conclusion ne peut donc être tirée, relativement à l'état intellectuel à un moment donné, pendant la vie, d'une lésion céré-

brale quelconque constatée après la mort et remontant
même sûrement à une époque antérieure aux dispositions testamentaires.

« Peut-on rechercher, dit M. Legrand du Saulle,
dans une autopsie, la preuve de la démence du disposant ? »

Cette question s'est posée plusieurs fois devant les
tribunaux, et nous croyons qu'il ne faut pas hésiter à
la résoudre négativement. Sans doute l'autopsie pourra
fournir la preuve de certaines affections du cerveau ;
mais ce qui sera presque impossible de prouver, c'est
que ces affections existaient précisément à l'époque
même où a été faite la disposition, et d'ailleurs alors
même que cette concomitance pourrait être établie,
comment prouver que l'acte a été fait sous l'influence
de la maladie? »(Loc. cit., p. 70.) Dans une consultation
remarquable (procès Ménétré, Belfort, 1862), rédigée
par Trousseau, Grisolle, Falret père, Lasègue, nous
trouvons ce qui suit, rapporté par M. Legrand du
Saulle : « L'état mental d'un individu se juge par ses
paroles et par ses actes, et, dans l'état actuel de la
science, il est interdit d'asseoir cette grave décision
sur les conjectures d'une autopsie. » Dans l'affaire San-
don (1875), le tribunal de la Seine rejeta la demande en
nullité de testament, malgré les résultats de l'autopsie
qui révéla l'existence de « sept foyers hémorrhagiques,
anciens et de dates différentes, et d'une méningite
chronique. »

De même qu'une lésion cérébrale quelconque bien et
dûment constatée à l'autopsie n'entraîne pas avec elle la
certitude d'une déviation intellectuelle depuis son ap-

parition, de même aussi, nous avons à peine besoin de le dire, l'intégrité, post mortem, des centres nerveux et de leurs enveloppes n'implique en rien leur intégrité fonctionnelle pendant la vie. Jusqu'à présent au moins, les recherches anatomo-pathologiques sont restées muettes pour beaucoup d'états vésaniques, de démences, etc. Il est bon d'ajouter pourtant que, eu égard à la théorie hypothétique que plusieurs physiologistes se font aujourd'hui du fonctionnement compliqué des éléments histologigues de l'encéphale (état moléculaire statique ou dynamique des cellules nerveuses, circulation, actions chimiques et action vaso-motrice), on peut à la rigueur s'expliquer les résultats négatifs des autopsies de certains aliénés dont les altérations cérébrales sont pendant la vie inaccessibles à nos moyens d'investigation, et ne persistent pas après la mort. De là l'inanité d'un pareil genre de preuves devant les tribunaux; de là aussi la rareté, sinon l'absence complète, de procès aussi mal fondés.

3° ÉTAT MENTAL DU TESTATEUR. — Nous voici arrivé maintenant aux faits, écrits ou paroles, fournis par les ayant droit et articulés en justice comme suffisant pour amener l'annulation d'un testament soumis à l'enquête médico-légale. Deux cas peuvent se présenter : A, ou bien le testateur est resté, de fait, libre dans ses droits jusqu'à la mort, B, ou bien, pour des causes diverses, il a été l'objet de mesures administratives (interdiction, formation d'un conseil judiciaire, séquestration dans une maison de santé ou un asile). Voyons tout d'abord ces dernières conditions.

A. *Le testateur n'a pas joui de tous ses droits.*

a) *Le testateur était interdit.* — « Le majeur qui est dans un état habituel d'imbécillité, de démence ou de fureur, doit être interdit, même lorsque cet état présente des intervalles lucides. » (Code civil, art. 489.) « L'interdit est assimilé au mineur pour sa personne ou pour ses biens. » (Code civil, art. 509.) « Tous actes passés par l'interdit postérieurement à l'interdiction seront nuls de droit. » (Code civil, art. 502.) Les actes antérieurs à l'interdiction pourront être annulés, si la cause de l'interdiction existait notoirement à l'époque où ces actes ont été faits. » (Code civil, art. 503.) « L'interdiction cesse avec les faits qui l'ont déterminée et l'interdit ne pourra reprendre l'exercice de ses droit qu'après le jugement de main levée. » (Code civil, art. 512.)

Telle est la législation qui régit les interdits. Nous avons tenu à la rappeler parce que ces articles semblent, au point de vue médical, contenir quelques contradictions.

Comment concilier le fait de l'interdiction obligée d'un aliéné furieux qui présente des intervalles lucides et dont les actes sont nuls de droit par le fait de l'interdiction, avec cette autre déclaration qui reconnaît le testament d'un fou, pourvu que ce testament ait été fait dans un moment lucide? Il est vrai que la loi déclare l'interdit incapable, et qu'elle arrache aux incapables (art. 902, Code civil) le droit de tester. Mais alors pour-

quoi le déclare-t-elle incapable sans restriction ? Pourquoi l'assimile-t-elle au mineur qui ne jouit pas encore
de la capacité civile ? Pourquoi enfin ne restitue-t-elle
à l'interdit le droit de tester qu'après le jugement de
main levée, alors que ce jugement ne peut guère être
prononcé qu'après une amélioration notable et longuement observée de l'état mental ; alors que cette période
d'amélioration peut comporter des intervalles lucides
plus ou moins longs, offrant même de grandes garanties ; alors qu'enfin cette période d'acheminement vers
la guérison est qnelquefois la seule dont pourrait rigoureusement profiter le testateur pour écrire ses dernières volontés (mort subite, épidémie, etc.)? Évidemment
un acte testamentaire fait dans de telles conditions
serait sujet à contestations : il ne devrait pas, à notre
sens, être nul de droit.

Cette rigueur de la loi est d'autant plus regrettable
que, comme nous le verrons plus loin, on ne s'accorde
pas très-bien sur la valeur du terme intervalle lucide ou
plutôt que ces intervalles présentent les caractères les
plus variables. Si l'interdit offrait à l'observation des
intervalles lucides de longue durée (intermittences)
complets ou incomplets, il conviendrait sans nul doute,
soit de répéter les mises en interdiction, soit de substituer à l'interdiction la tutelle d'un conseil judiciaire ;
mais s'ils étaient de courte durée quoique complets,
« quelque parfait que pût être le retour à la raison, il serait prudent de maintenir l'interdiction en prévision
d'un nouvel et prochain accès. » (Linas, Dict. Dechambre, p. 237, § 11, t. III). Ces distinctions seraient bonnes
à inscrire dans la loi.

« La législation allemande, concernant l'interdiction, diffère de la législation française, en ce qu'elle reconnaît la valeur des intervalles lucides. D'après Knaggs, le code anglais regarde un acte accompli dans un intervalle lucide comme un acte imputable à un homme sain. » (Linas, loc. cit.)

M. Legrand du Saulle (loc. cit., p. 70) est très-catégorique sur le point qui nous occupe. Signalant les controverses soulevées par ces articles de la loi, il soutient résolument l'article 502, c'est-à-dire la nullité de droit des actes civils d'un interdit ; c'est encore, d'après lui, l'opinion qui tend à prévaloir auprès des magistrats. Aussi est-il amené logiquement à conclure que, « l'état d'interdiction ne comporte pas *légalement* d'intervalles lucides » (Loc. cit., p. 72), ce qui est contraire à l'énoncé d'un des cas d'interdiction (fureur avec intervalles lucides).

S'il fallait une rectification à l'une ou à l'autre de ces deux propositions, les détails précédents prouvent que, à notre avis, elle doit porter sur l'article du code.

b) *Le testateur était pourvu d'un conseil judiciaire.* — Il n'y a qu'un mot à dire. Légalement la personne pourvue d'un conseil judiciaire est entièrement capable de tester. « Si la nomination du conseil judiciaire, dit M. Legrand du Saulle, a été provoquée par la faiblesse d'esprit, le demandeur en nullité d'un testament n'en devra pas moins prouver la démence au moment où l'acte a été fait. Autre chose est d'être faible d'esprit, autre chose est d'être assez privé de raison pour ne pas pouvoir tester. »

c) *Le testateur était dans un établissement d'aliénés.* — Dans ce cas il y a sûrement eu folie, mais
sans interdiction. Si le testament a été fait avant .ou
après la séquestration, il faut nécessairement prouver
la démence au moment où l'individu a testé. Mais s'il
a été fait pendant la séquestration, aura-t-on à démontrer, la folie étant admise, la réalité d'un intervalle lucide? Ou bien, l'interdiction n'étant pas prononcée,
aura-t-on à fournir les preuves de l'aliénation mentale?
Suivant M. Legrand du Saulle, « le fait de la séquestration constitue, en faveur de la folie, une présomption
que la preuve contraire pourrait seule détruire. »
Quelque générales que puissent être les applications de
cette proposition, il nous semble que dans certains cas
(folies partielles, etc.) c'est l'état de folie qu'il s'agit de
démontrer (comme le veulent quelques légistes se pla-
çant au point de vue du droit strict). Au lieu donc de
s'exclure, les deux opinions nous paraissent légitimes,
chacune dans leur domaine particulier : elles se com-
plètent. Reste à déterminer les cas où l'une ou l'autre
série de preuves trouvera son application exclusive :
c'est dans les faits de chaque procès en particulier
qu'on cherchera les éléments de la question.

B. *Le testateur jouissait de tous ses droits.*

Ce sont les cas les plus fréquents, mais souvent les
plus obscurs. Les difficultés naissent de l'incompétence, des passions des demandeurs en nullité, sans
préjudice des difficultés que soulèvent les renseigne-

ments supposés exacts, la détermination du genre de maladie mentale.

Tandis que précédemment les documents fournis au médecin légiste étaient au moins irrécusables (description nécroscopique, motifs d'interdiction, etc.), ceux que fournissent quelquefois les personnes étrangères à la médecine sont loin d'avoir la même marque de véracité.

Sans nous arrêter ici sur des faux témoignages (par exagération, restriction, dénaturation des faits), nous devons insister sur l'incompétence, absolue ou relative, mais réelle des témoins les plus ordinaires, aussi bien de ceux que pourrait entraîner à l'erreur involontaire l'intérêt ou la passion, que des plus honnêtes et des plus désintéressés (notaires, etc.) Si le médecin le plus instruit hésite souvent et se trouve embarrassé en présence de troubles psychiques à peine marqués, de nature si fugitive et si variée, comment veut-on que des témoins, probes si l'on veut, fournissent des renseignements valables sur les dispositions mentales d'un testateur « sujet à des vertiges épileptiques, à des illusions ou à des hallucinations, à des troubles de sensibilité générale, à des absences passagères de calme, de lucidité et de raison, à des convictions pathologiques, à des impulsions insolites, à des lésions de la mémoire, de la volonté ou du mouvement, et à des actes semi-inconscients ou tout à fait délirants ? » (Legrand du Saulle, loc. cit., p. 35). « Rien n'est plus à redouter, ajoute-t-il judicieusement, que la prétentieuse ignorance des hommes incompétents. »

Ainsi donc, défiance contre l'exactitude des assertions des témoins et quelquefois contre la sincérité des témoignages : telle est la première source de difficultés.

Si l'on ajoute à cela que le plus ordinairement les dépositions consistent seulement en faits observés sans aucune méthode (actes, paroles, écrits), qu'elles sont vagues, incohérentes, incomplètes, trop affirmatives ou trop négatives, empreintes de passion, etc., on conçoit que la situation n'en devient pas plus lumineuse, et que le médecin appelé à juger les faits soit obligé d'interroger directement les témoins.

Quoi qu'il en soit, l'aliéniste avec ces données, pourra tantôt affirmer l'une quelconque des maladies mentales communes, tantôt seulement reconnaître l'état mental sain ou malade du testateur, au moment de la rédaction du testament, sans être édifié sur la maladie elle-même. Mais cela importe peu d'ailleurs pour les conclusions générales du procès.

Pour nous, nous devons examiner les maladies mentales dans leurs rapports avec la faculté de tester.

CHAPITRE III

L'immense groupe des maladies mentales, si bizarres, si variées dans leurs caractères, constitue une série interminable d'affections toutes reliées entre elles par ce fait important pour nous : c'est qu'à un moment donné l'idéation est ou déviée ou nulle et le libre arbitre détruit.

Nous n'avons pas à faire, on le comprend, l'histoire, même sommaire, des principaux types d'aliénés, mais à notre point de vue il est intéressant de séparer tout d'abord des aliénés incurables ceux qui présentent des intervalles lucides, des intermittences et qui peuvent, pendant quelques instants au moins coordonner quelques idées, en envisager sainement les résultats et même jouir d'une volonté indépendante, prouvée ou par leurs déterminations ou par la résistance qu'ils offrent aux influences étrangères, etc.

Aux deux extrêmes de la nosologie mentale se trouvent des affections de durée aussi différente qu'il est possible : les unes (idiotie, crétinisme, imbécillité) naissent avec l'individu et ne s'éteignent qu'avec lui ; les autres courtes, fugitives (hallucinations, délires légers, etc.), durent quelques instants, quelques jours,

avec ou sans récidives, mais avec des symptômes assez
nets pour ne pas tromper un œil exercé. Entre ces extrêmes, tous les intermédiaires sont possibles, sous
toute espèce de formes, débutant à tous les âges de la
vie, à la suite des causes les plus dissemblables, ou
bien sans cause connue, etc. Parmi ces maladies, les
unes sont incurables (paralysie générale), d'autres
intermittentes (manie, hallucinations, illusions, folie à
forme alterne), d'autres plus ou moins longues peuvent
guérir sans laisser de trace (délires, alcoolisme aigu).
Tantôt elles sont continues et permanentes sans un
seul intervalle lucide (idiotie, crétinisme), tantôt continues et passagères (passions, fureur, etc., etc.)

Nous n'en finirions pas s'il fallait seulement énu-
mérer tous les aspects que revêtent les formes de maladies mentales ; ce que nous venons de dire suffit pour
notre but qui a été de parler d'intervalle lucide, expression sur laquelle il est bon d'insister, les auteurs étant
loin de s'entendre sur la vraie signification du mot.

I. DES INTERVALLES LUCIDES.

Qu'est-ce qu'un intervalle lucide ? Nous voudrions
pouvoir le définir physiologiquement, en montrer le
mécanisme et la valeur.

Malheureusement les notions précises de physiologie cérébrale font défaut ; l'observation clinique seule
nous donne aujourd'hui des notions un peu scientifiques. « L'intervalle lucide, dit M. Legrand du Saulle,
se caractérise par un calme non pas seulement appa-

rent, mais réel, par une indiscutable présence d'esprit, et par un retour de bon aloi des sentiments moraux et affectifs. » (Loc. cit., p. 43.) Et, ajoute-t-il, « il n'est presque pas un seul aliéniste qui n'ait reçu des malades, pendant ces moments de trève, des écrits divers absolument corrects, des lettres affectueuses et dignes, et même des dispositions testamentaires irréprocha-

Ce premier point est indiscutable au point de vue clinique ; malheureusement pour quelques aliénistes le terme d'intervalle lucide est trop compréhensif.

Comment donc se présentent d'ordinaire ces intervalles lucides? Avec quoi peut-on les confondre et quelle est l'importance de leur diagnostic? Un épileptique, par exemple, a, au début, des attaques peu fréquentes d'abord, séparées à cette période de la maladie par de longs intervalles où la santé, l'état mental paraissent indemnes : ce ne sont point là des intervalles lucides à proprement parler, parce que c'est l'état sain qui est habituel.

Telle est l'opinion de Linas (art. Intervalles lucides, Dict. Dechambre). « Les intervalles lucides, dit aussi Falret, se distinguent des intermittences par leur brièveté et leur absence de périodicité. »

Pour Marc, cité par Linas, « les intervalles lucides au contraire, tantôt sont de courte durée, tantôt se prolongent des mois, des semaines, des années. » Ne vaut-il pas mieux, à l'exemple des aliénistes cités plus haut, réserver le nom d'intermittences à ces périodes de santé mentale qui durent plusieurs mois ou plusieurs années? Ce n'est pas, croyons-nous, une vaine querelle de mots.

Dans le cas, par exemple, où un aliéné aurait présenté des intervalles lucides à longue durée, c'est-à-dire des intermittences, et commis un testament, on peut avoir à prouver, devant le magistrat, aussi bien la folie au moment du testament que l'intégrité de l'état mental à ce même moment; il en est de même si la durée de la période morbide, étant à peu près égale à celle de la période saine, les deux périodes alternantes sont chacune de longue durée.

Si, au contraire, ces deux périodes sont fort courtes, il y aura plutôt lieu de démontrer l'état sain, c'est-à-dire l'intervalle lucide, à cause de sa brièveté d'abord, et puis à cause de l'influence pernicieuse de la période vésanique sur la période lucide. A plus forte raison devra t-on prouver la coïncidence d'un intervalle lucide avec la confection du testament, si les périodes vésaniques sont de beaucoup les plus longues. Si donc la brièveté relative ou absolue est une des conditions des intervalles lucides, il est non moins nécessaire « que la durée de ces manifestations de bon aloi soit assez longue pour que l'on puisse en saisir tous les caractères marquants et vrais. » (Legrand du Saulle). Cette règle fort sage résulte des notions que l'on possède précisément sur l'influence variable des périodes vésaniques sur l'état mental des périodes de raison.

Nous avons déjà vu plus haut que le testament sage d'un fou prouve peu par lui-même, s'il est le seul témoignage de l'intervalle lucide. Mais d'une manière générale, quelle est cette influence? Ici encore les opinions sont partagées. Pour quelques-uns, l'aliéné n'a jamais que des intervalles lucides incomplets (Zacchias, Casper), des sortes de rémittences d'un cerveau fondamentalement malade. Pour quelques autres (Foderé, Marc), le retour à la raison est complet, si l'on en juge par les manifestations intellectuelles d'un moment de trève bien marqué. Pour Linas enfin, l'intervalle lucide est tantôt complet, tantôt incomplet. Sans discuter ces points, il nous semble utile de rappeler quelques faits importants d'observation clinique. Les intervalles lucides sont aussi complets que possible, lorsque surtout la folie est de date récente, à accès peu marqués, ou à courte évolution, etc. Si, au contraire, l'état de la démence est invétéré, marche en s'aggravant, s'accompagnant de lésions irrévocables des centres nerveux, les intervalles lucides (rémittences) restent plus ou moins incomplets et ne se marquent que par quelques lueurs fugitives et trompeuses fort difficiles à apprécier.

L'examen médical des conditions dans lesquelles s'est produit, chez un aliéné, un intervalle lucide doit être fort sévère, il faut connaître et juger d'abord les actes commis pendant cet intervalle, la durée du retour à la raison, et puis l'état mental d'avant et d'après.

La lucidité temporaire, avons-nous dit, ne doit pas être trop courte ; aussi complète serait-elle dans ces cas, sa valeur pourrait être révoquée en doute, les témoignages de sa réalité n'étant ni assez nombreux, ni assez probants. Si elle dure plus longtemps (quelques heures à un jour), mais si elle est incomplète en même temps (Linas) comme dans les monomanies, les délires

partiels, la folie circulaire, etc., les actes accomplis dans
ces conditions sont évidemment frappés de nullité.
Valables dans les cas contraires, ils le sont à plus forte
raison, s'il y a eu intermittence complète.

*Des intervalles lucides dans leurs rapports avec les
maladies mentales.* — Il est des êtres déshérités dont
l'aliénation mentale est permanente, soit par insuffi-
sance cérébrale (idiotie, crétinisme), soit par déviations
intellectuelles (démence confirmée, sénile ou autre, etc.)
et dont l'état écarte jusqu'à la présomption d'un intervalle lucide : ceux-là, interdits ou non, sont incapables
à priori de tester. Les intervalles lucides complets sont
douteux chez les imbéciles dont le peu d'intelligence
est souvent « compromis ou obscurci par l'infériorité
des facultés affectives, par de mauvais instincts et des
impulsions irrésistibles. »

En général, dit Linas, « les intervalles lucides sont
plus fréquents dans les formes aigües que dans les
formes chroniques de la folie, plus fréquents aussi dans
les périodes prodromiques que dans les périodes
moyennes et stationnaires. »

Dans les formes aiguës, intermittentes, les intervalles
lucides complets séparent les attaques ou les divers
accès d'une même attaque (manie aigüe). A mesure
que la vésanie s'enracine, les accès s'aggravent, et à
l'état lucide intermittent se substituent de simples rémittences (épilepsie, hypochondrie, paralysie générale), à la fin la démence est complète (paralysie générale).

Les intervalles lucides varient de fréquence et de

durée suivant les maladies mentales. Dans la manie intermittente, ils se rencontrent le plus souvent à l'état complet, même dans le cours d'un accès (Linas). Au début des hallucinations, de la folie puerpérale (période de grossesse), de l'épilepsie, de la folie névropathique (hystérie et chorée de Moreau), de l'extase, de la catalepsie, de la folie pellagreuse, du somnambulisme, les intervalles lucides peuvent être assez longs pour constituer des intermittences; plus tard, ce sont de simples périodes lucides. Celles-ci s'observent plus ou moins fréquemment, mais en général à l'état incomplet, dans certaines monomanies, dans la folie à forme raisonnante, dans le commencement de la paralysie générale des aliénés. La folie circulaire offre souvent, dans l'évolution de son cycle morbide, un intervalle lucide incomplet entre la période de manie et la mélancolie, complet entre les deux accès. Dans les deux formes de mélancolie, sans délire et avec stupeur, on observe, dans l'une, des intervalles lucides complets plus ou moins fréquents, dans la deuxième, au contraire, ces mêmes intervalles rares et incomplets, etc. Ces détails, empruntés à l'excellent article de Linas (Loc. cit., Dict. Dechambre), nous fournissent la clef des renseignements apportés par l'expert au tribunal, lorsqu'il s'agit d'un aliéné testateur pour lequel on veut ou prouver ou démentir un intervalle lucide. Les notions qui précèdent indiquent si l'individu a pu avoir une lucidité temporaire plus ou moins complète : nous avons vu plus haut à quelles conditions on est certain qu'il l'a eue à tel ou tel moment et à tel ou tel degré. Il est nécessaire d'ajouter que sous l'influence de diverses causes

Broquet.   4 accidentelles (frayeur, émotion violente) ou peut-être sous l'influence de maladies aigües (Linas), certains aliénés éprouvent « comme des illuminations soudaines » semblables à des intervalles plus ou moins longs de lucidité. En matière de capacité testamentaire, nous estimons ces revirements soudains comme insuffisants. à moins qu'ils ne constituent une forme de guérison définitive, ce qui place la question à un point de vue absolument nouveau et en facilite la solution.

En dehors de la pathologie mentale proprement dite, certains états cérébraux morbides (par excitation ou dépression) s'offrent à notre analyse, dans l'étude que nous faisons. Ces perturbations dans le domaine du système nerveux central résultent le plus souvent d'un traumatisme grave de la tête, d'un état fébrile plus ou moins intense, d'une intoxication. Règle générale, dans ces cas il n'y a pas d'intervalle lucide. Les délires traumatique, typhoïde, des pyrexies, toxique, etc., sont peu susceptibles d'éclairs d'intelligence : à l'explosion de leurs symptômes succède un calme, passif en quelque sorte, puis la torpeur, le coma, ou coupé de temps en temps par des conceptions délirantes, ou enfin absolu. Dans les empoisonnements (opium, belladone, etc.), après les inhalations d'éther et de chloroforme, dans l'asphyxie ou la syncope, pas d'exercice intellectuel libre, partant pas d'actes valables. Il en est de même dans les affections aigües des centres nerveux (méningite, encéphalite, etc.), ou encore dans cet état spécial des dernières heures de la vie, état d'agonie où, la plupart des actions vitales ont considérablement diminué pour disparaître plus ou moins rapidement et sans retour. Il est vrai que l'état d'agonie peut manquer et l'intelligence conserver jusqu'au dernier moment son activité et sa rectitude ; mais c'est là une exception facile à prouver d'ailleurs.

A la suite de ces maladies fort graves, la convalescence, lorsqu'elle a lieu, relève peu à peu les facultés mentales perverties qui rentrent progressivement dans leur équilibre normal ; mais il ne faut pas oublier qu'après les fièvres graves (typhoïde surtout), certaines folies partielles (hallucinations, mélancolie, etc.) peuvent se déclarer, et surtout, qu'après les lésions traumatiques crâniennes , des perturbations mentales définitives, à marche insolite et bizarre, justifient soit l'interdiction, soit l'annulation de certains actes des malheureux privés totalement ou en partie d'intervalles lucides.

Les lésions spontanées de l'encéphale (hémorrhagie, ramollissement cérébral, aphasie, etc.), apanage si fréquent des vieillards, s'accompagnent de troubles intellectuels dont la succession est essentiellement irrégulière et créent de nombreuses difficultés à l'appréciation. Comment juger des facultés mentales d'un aphasique, facultés révélées seulement par le contenu d'un testament ? D'un apoplectique ? Entre les attaques de congestion encéphalique, d'hémorrhagie, se montrent, surtout au début, des intervalles lucides, qui sans doute rendent inattaquables les actes commis, mais dans le cas d'une violente attaque, ou après la formation d'une série de foyers, ou encore dans la forme aphasique, qu'est l'état mental, que les mani-

festations extérieures si incomplètes semblent con-
damner presque entièrement?

« Dans beaucoup de cas où l'altération des facultés
intellectuelles est très-légère ou peu saillante à première vue, il n'y a pas d'autre moyen de jugement que
les enquêtes et les contre-enquêtes qui renferment
fréquemment les témoignages les plus contradictoires.
Aussi, conçoit-on que dans certaines circonstances,
les experts puissent se prononcer en sens inverse sur
la responsabilité ou la capacité civile des individus
atteints de démence apoplectique légère et que les
magistrats puissent assez souvent valider des testaments faits dans de semblables conditions mentales. »
Chez les aphasiques qui ont perdu plus ou moins complétement la parole et l'écriture, « la persistance des
gestes et de certaines intonations de voix, peuvent per-
mettre d'apprécier, avec assez d'exactitude, l'état
mental, et de valider un testament fait dans ces conditions. » (Falret, responsab. légale des aliénés, Dict.
Dechambre.)

Il n'y a pas ici de règles permanentes de conduite,
chaque cas particulier comporte sa conclusion d'après
les faits ; nous pouvons toutefois rappeler à ce propos
que dans deux procès dans lesquels le testateur d'une
part était sous le coup d'une apoplexie récente, d'autre
part était hémiplégique à la suite d'une attaque, le testament fut validé. (Legrand du Saulle.)

II. DES FOLIES PARTIELLES OU MONOMANIES.

Si la plupart des aliénistes admettent l'existence d'un groupe de maladies mentales appelées monomanies, ceux-là mêmes sont loin de s'entendre sur la valeur intellectuelle des monomanes. La monomanie est essentiellement une folie partielle, ou intellectuelle, ou affective, ou instinctive (Esquirol), ou sensoriale (Calmeil) ; le délire dans chacun des cas porte sur un ordre d'idées ou de sensations et non sur les autres, de sorte que, exclusif à certains objets, on peut se demander si, au moment même où il s'exerce dans son domaine particulier, le désordre mental du malade envahit en partie ou en totalité l'intelligence ou la volonté. Suivant Linas (Monomanies, Dict. Dechambre, t. IX, p. 150), « la monomanie consiste moins dans les lésions d'une faculté (délire stéréotypé (chronique), délire systématisé (aigu), dans un délire restreint à une idée fausse ou à une série d'idées, que dans la subordination de toutes les facultés à une conception délirante, ou à un sentiment exclusif et surtout dans la concentration anormale de l'existence sur cette conception ou sur ce sentiment. »

La monomanie apporte des modifications plus ou moins profondes à l'exercice intellectuel, produit secondairement des transformations de caractère, de sentiments (haine des parents, affection pour les étrangers, etc.) ; parmi ces malades les uns ont conscience, les autres n'ont pas conscience de leur délire (Linas).

Au point de vue de la responsabilité, Falret, cité par

Linas, « pense que quelle que soit la forme ou le degré
du délire des monomanes, quelle qu'apparence de raison ou de liberté morale qu'ils aient conservée, ils doivent être exonérés de toute responsibilité soit civile, soit
criminelle. » Pourtant, ajoute-t-il quelques lignes plus
bas, « ces malades sont doués de tant de facultés qu'on
serait tenté, à première vue, de leur accorder le droit
de disposer d'eux-mêmes, de leurs biens et de leur
personne dans l'ordre civil.... On comprend parfaitement par exemple que l'on puisse faire valider un testament lorsque le testateur en dehors de ses bizarreries
de conduite et d'actions, semble avoir eu la parfaite
notion de ses affaires et s'être bien rendu compte de ce
qu'il faisait en léguant son héritage à telle personne
plutôt qu'à telle autre. » (Linas, loc. cit.)

Pour M. Legrand du Saulle, la capacité de tester des
monomanes ne fait aucun doute, mais c'est à la condition d'établir des distinctions. Tout d'abord le testament doit être invalidé s'il est le résultat de la démence,
mais, il ne faudra pas, dit-il, « hésiter à maintenir la
disposition, si elle est absolument étrangère à l'objet
de la monomanie, car dans ce cas le testament est
l'œuvre de la partie saine du cerveau du testateur. »
(Legrand du Saulle, loc. cit.) En conséquence, « les
juges peuvent, tout en validant plusieurs dispositions
d'un testament, annuler les autres pour cause d'insanité du testateur, s'il reconnaissent que l'insanité d'esprit a existé spécialement à l'égard d'une de ces dernières dispositions. » (Chambre des requêtes, 1871.
Car, ainsi que l'explique M. Legrand du Saulle, « il est
possible, dit-il, de concevoir dans un même acte deux

sortes de dispositions, les unes émanant d'un jugement sain et réfléchi, les autres dictées, soit par un délire exclusif, soit par une conviction erronée ou une terreur chimérique. Les premiers devront être déclarés valables, les seconds doivent être annulés. » (Legrand du Saulle, loc. cit., p. 47.)

Voilà qui est clair, précis, qui devrait être définitif. Que nous voilà loin des théories de quelques jurisconsultes (Troplong en particulier; affirmant « l'indivisibilité de la raison humaine » et rejetant systématiquement, comme non valable, tout acte civil commis par une intelligence même peu atteinte !

En doit-il être toujours ainsi dans toutes les monomanies? Si nous négligeons celles qui sont peu marquées, qui durent peu et guérissent en fin de compte, et la première période de la plupart des autres, période pendant laquelle l'état mental est peu altéré, il nous reste encore la liste effrayante de toutes les variétés à leur période d'état ou de terminaison, sans compter leurs complications. — Les monomanies exclusivement intellectuelles sont celles qui réunissent le plus, de toutes ces affections, les conditions d'un testament valable, en totalité ou en partie suivant le cas. Car les monomanies affectives, instinctives ou sensorielles, le plus souvent consécutives au désordre de l'intelligence, ne sont-elles pas les plus graves sous le rapport de la liberté d'action, et la volonté n'est-elle pas asservie, soit au délire primitif, soit aux sentiments surexcités, soit aux hallucinations, soit aux impulsions?

Alors même que le domaine du délire est parfaitement circonscrit, que l'état mental est suffisant sous tous les autres rapports, peut-on toujours assurer que tel ou tel acte testamentaire, émanant d'un halluciné ou d'un affectif, n'a subi aucune influence fâcheuse ? C'est ce qu'il est fort difficile de dire, et dans ce cas nous renvoyons aux faits particuliers d'un procès donné, seules bases propres à assurer, le plus souvent, une opinion impartiale. Il est donc inutile de passer en revue les variétés innombrables des monomanies de toute sorte ; ces détails ne nous apprendraient rien de plus, et nous sortirions de notre sujet.

III. FOLIES PASSAGÈRES.

Dans ce groupe fort peu naturel, nous en convenons, mais très-important pour nous, nous rangeons les troubles intellectuels plus ou moins profonds, toujours passagers, idiopathiques ou symptomatiques, capables de détruire plus ou moins le discernement, la volonté libre, et se manifestant quelquefois par un seul acte, écrit ou parole, dont la signification peut donner lieu à des contestations. Le mot folie est donc pris ici dans son acception la plus large, et correspond à tout état mental fugitif et anormal (dépression ou excitation).

Nous savons déjà que le testament par lui-même, quelque bizarre qu'il soit, n'est point annulé s'il constitue l'objection unique à l'intelligence du testateur ; nous savons aussi qu'une ou plusieurs traces d'aberration mentale, même légère, associées aux bizarreries de l'acte testamentaire, pèsent davantage dans la balance et peuvent amener l'invalidation : ici, deux causes légères équivalent à une seule bien assurée (folie nette avec testament raisonnable).

Au moment de la confection du testament, le testa teur peut avoir été délirant de plusieurs manières. Nous avons déjà eu l'occasion d'énoncer quelques cas de ces délires passagers, qu'on invoque assez fréquemment, en parlant du délire fébrile, de l'état mental pendant l'agonie, des traumatismes cérébraux, etc. Nous n'avons pas à revenir sur ces sortes de troubles encéphaliques qui peuvent d'ailleurs, dans certains cas, comme nous l'avons vu, être persistants et revêtir les formes les plus variées.

Au nombre des délires passagers, il faut encore compter ceux qui constituent les premières périodes des maladies mentales (délire des grandeurs, des persécutions, etc.),

Au point de vue de la faculté de tester, s'il est prouvé que le testament a été fait pendant l'une de ces atteintes à l'intégrité du cerveau, le testament est nul ; n'insistons plus sur ces points déjà examinés. Mais en dehors de ces folies passagères nettement accusées, il existe dans l'épilepsie, par exemple, certains états intellectuels anormaux, fugitifs également, étudiés surtout par les aliénistes, et capables par leur singularité de soulever de grandes discussions. C'est ainsi que, suivant Falret (loc. cit.), Zacchias voulait que tout acte civil rédigé par un épileptique dans les trois jours qui précèdent et suivent une attaque fût réputé nul, l'état mental étant fortement ébranlé. Toute règle fixe à cet égard risque évidemment de tomber dans l'exagération ou dans l'erreur ; il n'est pas moins vrai pourtant qu'avant ou après l'attaqne épileptique, même au début de la maladie, il faut chercher à se rendre compte de l'état mental, parce qu'il peut être plus ou moins altéré.

Nous en dirons autant de ces troubles intellectuels qui accompagnent l'épilepsie larvée ou qui constituent ce que Falret a appelé le petit mal intellectuel des épileptiques, ou qui se constatent chez les hystériques ou les individus prédisposés, par hérédité, à l'aliénation mentale. Tous, ou presque tous, quelle qu'en soit la cause, le mode d'apparition, la nature, apparaissent en général brusquement, durent peu, cessent aussi vite, à la grande stupéfaction du vulgaire, et après avoir accusé de plus ou moins grands désordres (manie, perte momentanée de la mémoire, etc.).

Les premières atteintes de l'aliénation peuvent consister en hallucinations, en illusions. Suivant M. Legrand du Saulle, « les hallucinations ne sont point à la rigueur un obstacle à la faculté de tester, même quand elles existent depuis longtemps et qu'elles n'ont exercé aucune influence sur la conduite. »

Mais, on le sait, les hallucinations et les illusions s'associent assez rapidement à diverses maladies mentales, ou plutôt en sont les premiers signes, de sorte qu'en médecine légale elles n'ont qu'une valeur symptomatologique. Quelquefois cependant (et c'est ce qui importe) les hallucinations simples, celles de l'ouïe en particulier, amènent par elles-mêmes des actes logiques, mais désastreux, dans les distributions des biens par testament : le délire des persécutions, conséquence logique d'hallucinations (menaces de mort, ennemis imaginaires, etc.) peut à son tour amener logiquement la déshérédation de ces prétendus ennemis : on conçoit dans ce cas l'annulation du testament.

Sous l'influence de certains agents physiques (magnétisme) ou chimiques (éther, opium, chloroforme, solanées vireuses), l'état cérébral peut encore être assez altéré pour compromettre ou annihiler la faculté de tester. Ici comme ailleurs, c'est au médecin légiste de savoir et de dire à quel degré le délire s'est manifesté et s'il a entraîné l'inconscience du malade. Parmi ces causes, assez rares d'ailleurs, se place en premières lignes l'alcoolisme aigu ou chronique,

« L'ivresse, dit M. Legrand du Saulle (loc. cit. p.51), lorsqu'elle est portée à un degré tel que les facultés du disposant en aient été altérées, est une cause de nul-lité de la disposition ; l'acte serait en effet attaquable, non-seulement parce qu'il émanerait d'une personne privée de sa raison, mais encore parce qu'il serait le résultat de manœuvres dolosives. »

Dans l'alcoolisme chronique, indépendamment des altérations chroniques de l'encéphale et de l'intelligence, le délirium tremens est une forme de délire passager, entravant la liberté d'action et par conséquent la liberté de tester.

IV. TESTAMENTS AB IRATO (*haine, colère*).

Il nous reste maintenant à apprécier l'état mental passager, créé par l'explosion d'une passion violente (colère, haine) et les conséquences rigoureuses qui en découlent au point de vue des testaments. Un individu qui a testé injustement peut-être, mais exclusivement sous l'une quelconque de ces influences, peut-il être regardé comme privé de raison et son testament annulé ? Nous n'hésitons pas à répondre non.

C'est une question qui a été longtemps débattue en jurisprudence et l'on a voulu assimiler l'état de haine et de colère violente à une sorte de fureur vésanique, passagère, entraînant avec elle la nullité des actes commis pendant sa durée, à la condition, s'il s'agissait de la colère, qu'elle fût « impétueuse et violente »; s'il s'agissait de la haine, qu'elle fût « bien marquée, injuste et clairement liée avec la disposition dont on prétendait qu'elle était la cause. » C'est ainsi que notre ancien droit jugeait les choses, et sur ce point notre législation actuelle se tait, approuvant implicitement ou non l'ancienne manière de voir.

Il n'est pas besoin de réfléchir longuement pour voir tout ce que cette opinion, remplie d'ailleurs de bonnes intentions, contient d'arbitraire et d'exclusif. Dans le domaine physiologique en effet, n'y a-t-il pas des tempéraments violents, variables, parfaitement libres de leurs actions et de tester ? Nous écartons par là les cas où ces explosions de colère coexistent avec des manifestations de désordre cérébral, manifestations d'autre nature, et seules susceptibles d'être invoquées en justice. Nous écartons aussi les cas (en les signalant toutefois, car ils sont fréquents) où les accès de colère et les signes de haine sont indignement et habilement exploités par des captateurs intéressés qui, par les perfides suggestions, détournent à leur profit des biens pour la propriété desquels ils n'auraient peut-être pas été choisis, même si l'exhérédation avait eu lieu. Ces circonstances doivent être appréciées minutieusement, étant les plus importantes, soit pour le médecin, soit pour le magistrat.

Pour en revenir aux testaments *ab irato*, dictés par la seule passion, nous pensons que même aux conditions signalées plus haut, le testament est valable. Si la colère est « violente et impétueuse, » nous dit-on, il n'y a plus de liberté de détermination, et en particulier le droit de tester ; il nous semble que le contraire serait plus juste. Et cela pour deux raisons, la première parce que la loi confère cette liberté à qui est « sain d'esprit » et que cet état n'exclut pas les accès de colère ; la deuxième, que le testateur n'a pas à exposer les motifs de ses dispositions. Or, si l'on admet pour un instant que la colère « violente, impétueuse, » doit supprimer le droit de disposer par testament, est-il bien sûr que la colère latente, concentrée, sans explosion, ne paralyse pas au même degré le libre arbitre ? Comment dès lors apprécier cette dernière ? Comment si l'on ne peut l'apprécier, espérer être équitable ? Et enfin comment maintenir l'expression « liberté de tester » si, dans le premier cas, les clauses testamentaires sont exposées à l'annulation ? Au surplus la colère peut être parfaitement justifiée et légitime ; mais encore qu'a-t-on à y voir, puisque le testateur n'a pas de comptes à rendre ?

Il en est de même pour la haine violente, injuste. Il s'agit non de savoir si cette haine a été légitime ou non, à quel degré elle s'est exercée, etc., mais plutôt si l'aversion n'était pas liée à quelques perturbations mentales et si les influences extérieures n'ont pas manœuvré à leur profit.

Psychologiquement, chez l'homme « sain d'esprit », la haine et la colère, même portées à des degrés excessifs, chez les plus prédisposés, poussent rarement sans motifs sérieux à une action aussi grave que l'acte d'exhérédation ; que si, par extraordinaire, la passion violente, même injuste, mais la passion seule, a été assez puissante pour la faire commettre, il n'y a pas de réclamation possible ; et pour fâcheuses que soient les conséquences, elles sont les mêmes en somme que celles qui résultent de dispositions testamentaires contraires aux intérêts des héritiers, mais prises à bon escient par le testateur, pour des motifs ignorés et souvent aussi peu valables, que des sentiments de haine et de colère, mais obligatoires.

V. ACTES INSENSÉS.

Puisqu'un testament prouve peu par lui-même, même lorsqu'il renferme des anomalies, peut-on médicalement démontrer l'altération des facultés mentales par la constatation de certains actes, considérés par plusieurs, et dans quelques cas, comme accomplis sous l'influence de troubles morbides (vol, homicide, suicide)? Sans doute des impulsions maniaques ou monomaniaques portent des malheureux au vol, à l'homicide mais ce sont des aliénés, avec leur histoire particulière sur laquelle il faut être complétement édifié pour connaître leurs rapports avec la faculté de tester. Il n'en est plus de même du suicide. Il est bien certain que nombre de suicidés ont eu au moins, dans les derniers moments de leur vie, un état cérébral morbide (état de dépression, délires, etc.). Mais l'aliénation peut-elle se caractériser exclusivement par cet acte suprême? Quoique quelques-uns l'aient soutenu, nous ne pouvons l'affirmer dans l'état actuel de la science.

De là, tout acte civil commis dans ces circonstances n'est pas annulable *a priori* ; de là la validité d'un testament, même fait quelques moments avant la mort par suicide (Tribunal de Versailles, 1867). « Le suicide, dit M. Legrand du Saulle, sera souvent accompli de sang-froid, il sera quelquefois le résultat d'une volonté libre et calculée. Pourquoi en serait il autrement des actes qui l'ont précédé? La jurisprudence est constante sur ce point. »

RÉSUMÉ.

1° Pour tester, il faut être « sain d'esprit », mais il suffit de l'être au moment de la confection du testament,

2° Les maladies mentales qui ne comportent pas d'intervalles lucides justifient l'interdiction qui frappe tout acte civil de nullité ; pour les autres maladies mentales, la preuve de l'intervalle lucide suffit pour rendre un testament valable. L'état de monomanie ne supprime pas le droit de tester.

3° Pour démontrer l'état de folie, les preuves tirées seulement, ou des lésions encéphaliques trouvées à l'autopsie, ou de certaines passions, ou de quelques actes anormaux, ne suffisent pas.

4° Le médecin légiste doit apprécier les faits : 1° en eux-mêmes ; 2° dans leurs rapports avec les maladies mentales.

Paris. — A. PARENT, imprimeur de la Faculté de Médecine, rue M.-le-Prince, 29-31.